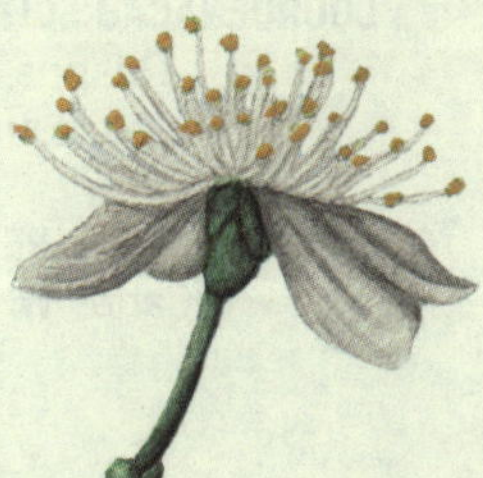

VERMELHAS

Milena Cristina Possamai

Editora InVerso
® 2021. Editora Inverso

R. Doutor Goulin, 1523 Alto da Glória
CEP 80040-280 Curitiba-PR
(41) 3254-1616 e (41) 3558-8001
editorainverso@editorainverso.com.br
www.editorainverso.com.br
Facebook.com/editorainverso
Instagram @editorainverso

COORDENAÇÃO EDITORIAL
Cristina Jones
Editora InVerso

REVISÃO
Carlos W. Jorge

ILUSTRAÇÃO
Gabriela Kerolyn Rocha

CAPA, PROJETO GRÁFICO, DIAGRAMAÇÃO E ARTE-FINAL
Adriane Baldini

DADOS INTERNACIONAIS DE CATALOGAÇÃO NA PUBLICAÇÃO (CIP)
Mona Youssef Hammoud – CRB/ 9ª 1393

P856v

POSSAMAI, Milena Cristina. **Vermelhas.**
Curitiba: InVerso, 2021
80 p. 15 cm X 21 cm - PTBR

ISBN: 978-65-86436-85-3

1. Contos. 2. Confidências. 3. Poemas.
4. Fluxos de pensamentos. I. Título

CDD. B869.31

Contos e crônicas: B869.31

Aos afetos,

e aos por eles afetados.

A PRIMEIRA PITANGA É UM PREFÁCIO QUE PALPITA

Aprendi a escutar o coração nos momentos mais inoportunos. As festas de criança, os passeios com os amigos, ambientes de trabalho, infernos cotidianos. Ato ousado esse, o de escutar o coração. Ainda mais ousado parar tudo e senti-lo em vibração, em júbilo, na canção do tempo. O corpo é lugar de ousadia. O inoportuno está no próprio tempo que tomei como preciso: agora, escutar é oportuno. É a agenda. É o fazer que não cessa, não mente, não burocratiza... Não, deixe para momentos de ousadia. Deixe que o corpo escute o coração que balbucia à deriva. Que reproduza o amor que as palavras ditas e repetidas consumaram, vai além. Que recite os poemas deste livro em voz alta.

Aprendi a ler em silêncio, mas, sem conveniência, gritar poemas, o coração quem pede, ele é ainda mais inoportuno. Aprendi com ele a não dar vazão a oportunidades, mas a raridades. Tão cotidiano e raro é o coração. Contraditório e mutável. Sim, tudo muda, a poesia muda, cada batida é mudança. Aprendi isso, não com meu coração, mas com outro. Com a palavra de outra, num tom de vermelho vibrante, fértil para novos jeitos de ousar. Quanto aprendizado cabe num coração que gosta de gritar? Toda poesia é inoportuna. É rara. É feita da mesma canção que faz as sístoles e diástoles, espalha sangue nos dedos, vai e vem, engole e sussurra ideias para adiar a morte. Aprendi com essas ideias que adiam a morte. Mudar-me, aprendi, é escutar o coração que só consegue ser nada mais que raro.

É um livro feito de raridades. Um pouco de cada vento que sopra, um tanto de todos os corações do mundo. Como a baga das frutas, prontas a mostrar o novo. O sumo, as pitangas, os corações inoportunos que escorrem e formam palavras a nunca mais serem esquecidas. É disso que é feito o coração. A nunca esquecer, ainda que nos momentos mais inoportunos, que a poesia não tarda a ousar a mudar o corpo (do poeta, das pitangas) em arte. E arte é o que não tarda em palpitar.

Guilherme Henrique Roepke Kopsch

SUMÁRIO

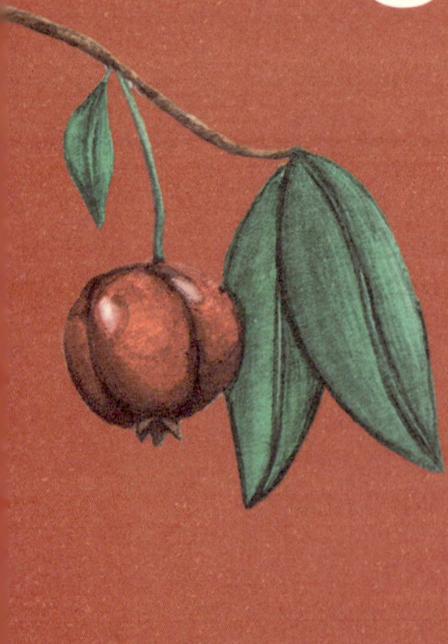

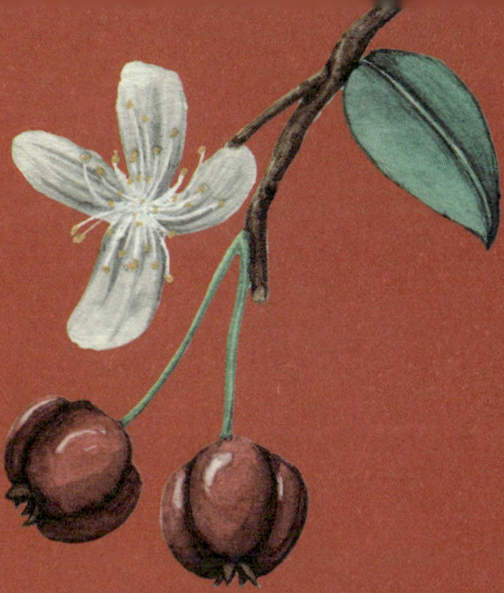

PRIMEIRA VOLTA
8

SEGUNDA VOLTA
40

PALPITAÇÕES
58

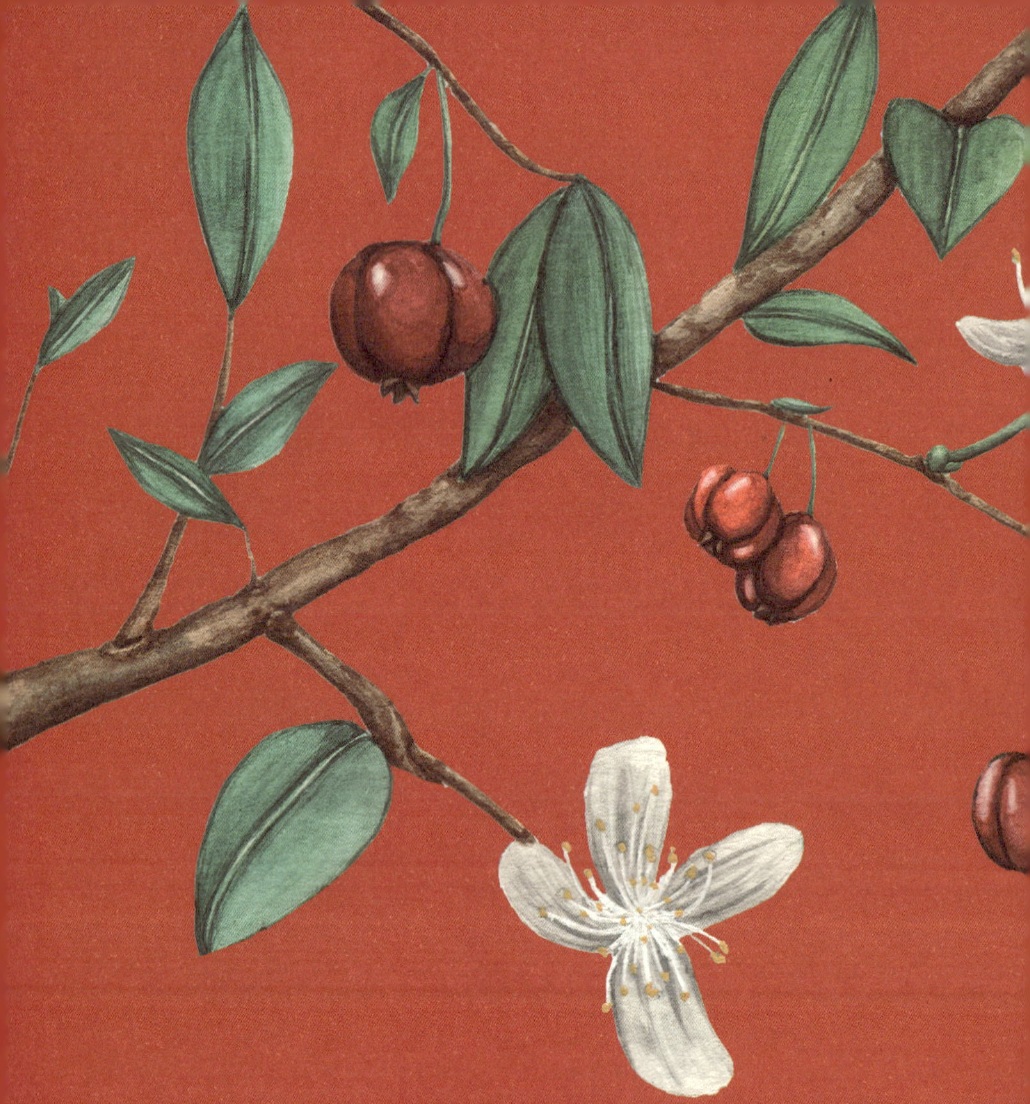

PRIMEIRA VOLTA

I

Uma tentativa fugaz deste coração que por oras acelera com a simples fagulha de um pensar.

Tu és a rosa, a minha rosa. Tu és todos os espinhos, que cuido ternamente. Zelo eternamente. Tu és único em meu jardim; as outras plantas despertam e se extinguem com a rapidez das manhãs selvagens.

Teu perfume sutil, que habita tão somente meus sonhos, é o suficiente para alegrar os dias cinzentos de meu peito. Todos os dias são tardes de verão. Fazem-se necessárias as tempestades para acalmar o solo que arde sem fim.

Tu és o sol que nasceu durante a noite, quando nenhum par de olhos admirava as estrelas. Quanto às estrelas, até chegam a oscilar e cintilar, mas quando tu te pões exuberante no céu, Sol, todas passam despercebidas a meu ver.

E tu bem sabes que teu sol não passa de uma estrela e que tua rosa não passa de uma planta. Mas nunca temas, pois resolveste despertar em meu peito, e por isso serás sempre único em minha vida, pois és toda ela.

II

Amiga de longa data

Que fim sem rima...

Depois de tantos versos

Esvaziar a poesia

A finitude que sonda

Teus caracteres e traços

Agora sem destinatário

Saúdo a trajetória

Me despeço com pesar

Espero algum dia

Em uma esquina

Talvez numa padaria ou bar

Nos encontrarmos envelhecidas

Mas não mais acomodadas

Com a estranheza do viver

E habilidade de sonhar.

III

Tu poderias colocar-me na rua apenas com a roupa que visto. Tu poderias prender-me em um quarto e adornar meu corpo com joias exóticas. Poderias atirar-me em uma multidão, isolar-me na solidão; poderias pôr-me na base de tua pirâmide ou na sala do alto escalão.

Aquilo que sou permanece sendo. Fim de frase.

Aquilo que sou permanece sendo.

Aquilo que sou permanece sendo.

A natureza da minha constante é a mudança. Não randomicamente, por certeza. É como estreitar as margens de quem eu sou com as ações cotidianas. E isso é permanecer sendo aquilo que se é.

Independentemente dos tombos, das medalhas, das derrotas e condecorações. Aquilo que sou permanece sendo mudança.

IV

Os teus sinais imprimem aquilo que teu coração insiste em não dizer.

Ah, mas se ao menos teus olhos estivessem ao alcance dos meus, quem sabe eu saberia o que saber, daquilo que pouco se tem a saber. Dói-me o farol que tornei a ser em tua vida, servindo de luz apenas para navegadores iniciantes que se perdem nas tuas ondas. Nas tuas rochas.

Não que eu saiba nadar no teu mar; muito pelo contrário, fiz questão de virar parte dele, já que isso significa renunciar à necessidade de flutuar. E quem não afunda, amor, passa a vida à mercê... Isso não é para mim.

Sabe?, acho que quando a gente é peixinho pequeno, o mundo ensina que alguns viram mar e alguns viram pescador. Eu cresci sem barbatanas dentro de uma concha, e esqueci que o incômodo na língua um dia vira pérola.

V

Por onde andas, se não passeias por entre os nadas do meu coração? Eu prometi a mim mesma que estava feita de versos, e que nem um a mais sairia de minhas tintas. E tu vens com as palavras, caneta e papel, e quando vejo estou derramada na mesa pela poesia.

Eu sei que por onde tu andas eu nado e mergulho.

Por onde tu tateias eu gesticulo.

Eu sei.

Eu imagino pela realidade.

Mas meus versos e sequências nunca foram meus, sempre foram do Outro.

E aqui me encontro, sem lugar ou morada. Não há muito o que dizer, a força do meu batimento não é capaz de bombear sangue a teu corpo.

Mas me permita tentar.

VI

Tu brotaste em meu peito como um botão, e é porque existes que sou capaz de me abotoar à noite, quando o sol se põe e o calor cai por terra.

Não é das mais fáceis tarefas separar a fruta da flor, a cera do mel, o sonho de quem o sonha, o fim da madrugada do começo da manhã. Mas acredito que não seja tarefa de homem algum os separar, pois os homens não entendem que a fruta é continuidade da flor, que a madrugada dura o dia inteiro, e que tu me és precioso.

Os homens não entendem amizade, não entendem que tu és amigo, não meu, mas de mim, pois não te possuo. Nem poderia.

Não pretendo hierarquia ou que dependas de mim.

Quero-te livre!

E que me visites apenas quando teu coração te compassar às portas do meu. Pois da mesma forma aprecio a liberdade de todos os dias, escolher ser amiga de ti, e honrar-te em tua infinitude.

Eu sei que o meu tempo não é o mesmo que o teu, e que nossos relógios tiquetaqueiam diferente. Sei que jamais nos conheceremos por completo, mas teu mistério calça minha curiosidade, e a cada descoberta amo-te mais.

Tu para sempre serás amigo de mim, e eu para sempre serei amiga de ti, mesmo se no meio das ventanias, um dia, sopremo-nos ambos para longe.

A amizade é uma flor que nunca cansa de florir.

VII

Dos teus olhos
Azuis tais quais
As letras derramadas
Pela tinta que escorre dos meus.

Que exalam o petricor
E escorregam esguios
Da negritude da íris minha
Brincam por entre meus ossos
Até os nós atados na garganta.

Descansam meu peito.

Envoltos por auréolas profundas
Que denunciam meu não-saber-de-mim
E quebram minhas juras de não-amor.

Dos teus olhos
Que os meus olham
Dos olhos teus
Que me olham
Aquietam as altas marés
Livram do sol posto
Mantêm o dia
Azul.

VIII

Sussurra a canção com a qual respondes aos piares matinais, pois não tarda o anoitecer. E o que resta são apenas os ecos que tu mesmo criaste em teu próprio coração.

IX

Cada palavra tecida em minhas rendas leva dias para ser transferida do sangue para a tinta. Um só corpo não é capaz de ser tão vermelho e sangrar sem fim. Não sem morrer. É por isso que bebo de poetas mortos, dos belos pares de olhos e das delicadezas.

Sou volátil, mundana.

Prefiro viver sem morada, se o contrário me pede para renunciar às estrelas.

Queria saber mais do mundo. Mais que aquilo que meus sentidos podem me ensinar. Ver sem abrir os olhos, tocar sem usar as mãos. Sangrar sem a dor do corte.

Talvez os sangramentos só sejam valiosos pela coragem da abertura.

Toda palavra é um ato de coragem.

X

Esses dias

Que não passamos juntos

São desperdício.

XI

Entre estar vivo e viver

Entre sucumbir à escolha do outro

E escolher

Um vai e vem

Daquilo que é mas não tanto

Daquilo que soa e não ecoa

Tão alto

Como o fato que

Independe do artefato,

Apenas é.

XII

A mãe nada se importa com o que é achado nela, as teorias, as filosofias, as pseudociências e as magias. Ela apenas vai sendo, dia após dia, em sua imensidão incompreensível, em êxtase em seu amor dádiva.

Seja pelos tons do musgo que acaricia minhas costas vulgares; seja pelas veias das folhas secas que estalam sob meus pés; seja pelos galhos tão estridentes que se agarram aos meus braços; seja pelos pequenos pedaços de terra que se esfregam em minhas bochechas.

Dia 41. Não vi acontecer, vejo o que aconteceu, mas ainda não vejo o que está acontecendo. Apenas sinto um embrulho na barriga, um pouco abaixo das costelas, um pouco acima do umbigo. Os pés estão se descolando e o joelho está se desenroscando. Os braços parecem cada vez mais longos, mais gordos, mais fortes. O cabelo está crescendo ao contrário, para dentro. Talvez tenha chegado na barriga…

São 8h09 do dia 10. É como se houvesse uma ameaça iminente, invisível a não ser pelas costas e coração que calafriam sem parar, sem notar o verão a pino que se instalou no ar. Medo? Duvido muito… Não tenho algo a temer nesta altura da vida, pois não tenho muito a zelar. Me preocupo com minhas flores na varanda apenas, talvez elas murchariam de tristeza.

Claro, tenho diversos ciclos que vagueiam em minhas órbitas, mas tudo que faço, faço para ser livre. Livre até de mim. É uma liberdade cruel, às vezes…

O coração pano torcido, pano que torce. Tem infinitamente limpado minhas veias.

Apresente-me um escritor, um apaixonado, um deprimido e um médico que nunca tenha se ocupado minimamente com os segredos do coração, que eu terei o meu dado com prazer aos que não parecem possuir um.

XIII

Meus pensares

São tão teus

Que por vezes me pergunto

O que fazes tu

Quando estás fora deles?

XIV

Não é fácil construir montanhas, penhascos, cordilheiras em um punhado de centímetros. Também não é fácil ter coceira no meio das costas. Mas para ambos os casos, sobrevivo.

Estou descobrindo que virar gente crescida é muito mais trabalhoso do que julgava ser, preciso de muito mais que tamanho. Sinto um peso sobre as sobrancelhas, um crescer dentro do peito. Sinto que os ombros estão mais responsáveis ao passo que as orelhas estão mais avoadas. Mas os olhos, apesar de não infantes, continuam infantis. E essas pessoas já tão grandes em sua adultez fizeram parecer ruim ter olhos acriançados depois de crescido.

Ter olhos acriançados é manter sempre o encanto do mistério e descoberta no gume do olhar. Todo momento é o primeiro e único possível.

Talvez seja mesmo perigoso manter esse caráter no centro das órbitas… É mesmo tão arriscado ser uma criança velha, com barba e sutiã? O tempo há de me contar…

XV

Paulatinamente

As mazelas do peito

Saem da pauta

Não há nada que se pôr

De novo em meus poemas

XVI

Dance para mim à sombra daquela árvore, aquela bem ali no alto. Dance por mim como as flores fazem pelo Sol.

Pois quando tu dançares ao meio-dia com sol a pino, eu cantarolarei desde o amanhecer, festejarei em dezembro o carnaval, pularei fogueira enquanto tu pulares as sete ondas.

Sempre é antes e depois da meia-noite.

Bem sabes que cantaria todos os dias para te ver dançar.

Dançaríamos um pelo outro comemorando a maré de estrelas, cantaríamos um pelo outro cortejando o vento sul.

XVII

Tu me ensinaste a gostar dos dias cinzentos, torrenciais. Também me ensinaste a não ter pressa ao atravessar a chuva, pois ouviste alguém dizer que não passava de um mito.

Depois de criança não acreditei em conto algum. Mas quando o céu pinga inteiro no chão, eu caminho mais devagar. E quando uma gota beija o meio de minha testa, lembro dos teus olhos castanhos. Não com amor, nem com a mesma clareza que achei que para sempre teria. Apenas a súbita lembrança sem contorno, lembrança míope.

Eu bem lembro do teu sentir, do sapatear do meu coração. Lembro de sentir faltas, mas agora de tão longe já esqueci o que faltou.

E não poderia ser de outra forma, se não enxergo em minha mente teus olhos, como poderia ver que eles não me olhavam de volta? De qualquer forma, chovo devagar.

XVIII

Encontramo-nos aos pés da semente, e durante todos esses anos cavamos nossa amizade.

Encontramos solo fértil nos nossos infernos, e permitimos que crescêssemos juntos rumo às nuvens, pousados nas folhas de uma sociedade de dois.

Tu me entregaste tua afeição num vaso, e era a mais viçosa das mudas. Mas te esqueceste de que a amizade é uma flor que se cuida em dois, e com a tua negligência, ela silenciosamente passou a secar.

Hoje tirei as folhas crocantes, cortei os galhos podres. Conversei com os insetos que comiam as articulações e pedi que não voltassem, pois tu estarias a caminho.

Gentilmente a coloquei de volta, para que aproveitasse o fim da tarde. Não sei se sobreviverá, e não posso fazer muito além de cuidar do que ela me permite tocar.

Assistimos em silêncio ao pousar da noite. E assim ficamos bem.

XIX

Não sei de onde tu vens ou para onde tuas asas te levariam se um dia navegassem o ar. Nunca sequer te vi, e tu também nunca viste a mim, mas todos os dias cumprimentamo-nos um ao outro, numa espécie de já adeus, porque sabemos que esses instantes, antes de o sol ver-nos cantando por entre as grades, são os momentos inteiros.

E eu penso em ti vez ou outra durante o dia, e as notas do teu canto estão inscritas nos compassos dos meus pés, e quem sabe meus passos sejam todos escritos por melodias assim, Pássaro.

Sei que, como as pedras da rua e a vegetação que as emoldura, te encontrarei com os ecos dos meus sapatos, E enquanto tu piares, eu direi "São 5h20!". O que fazes tu tão cedo? Como se houvesse alguma pressa para chegar ao outro lado da gaiola... Tu não dormes, Ave? Talvez tu durmas durante o dia, pois nunca te ouvi com o céu aceso. Talvez tu nem sejas inteiro de penas, quem sabe tu és quem põe a mesa, acorda os filhos já marmanjos e dá a eles de comer...

Até gosto de te ouvir cantando, mas espero que um dia, em uma manhã púrpura, tu me recebas em silêncio. E ao invés de dizer que ainda é muito cedo, eu piarei a ti “voaste tarde”. De ouvidos atentos e com muita atenção, pássaros em gaiolas são vitrolas que soam apenas acordes fúnebres.

XX

Hoje faz 23 dias. Eu li um poema que me calou. Não o fez porque me encheu de pensamentos ou sentimentos, mas porque me esvaziou de todos eles. Desvalidou o amor, o amor ao amor. Disse que, na verdade, seria um luxo amar quando há tantos que se esfomeiam nas ruas, tantos que se tossem pelo mundo.

Amar é mesmo uma habilidade que requer aperfeiçoamento, atualização diária, precisa ser mantida e sustentada pelo resto da vida. Ou não. E eu fiquei 23 dias sem escrever amor, sem pensar amor. E tudo que antes era amor foi substituído (com ajuda de mídias) por caos, medo, mortes em massa, ameaça à forma conhecida de existência.

Aos poucos comecei a morrer dia sim, dia não, pois não haveria motivos para me agarrar à vida, que em última análise é um ato de amor. Qualquer felicidade, nos dias de hoje, é privilégio dos tolos.

Esta é uma carta de intervenção, pois poema algum deveria ter licença para ficar tão grande dentro do peito de um leitor e inspirar a retirada. Porque amar é muito sério, e há que amar muito para perceber que se existe amor, existe preocupação com a integridade da humanidade, com o sistema de saúde pública, com as florestas, com oferta de mantimentos; existe amor nas ciências, nas engenharias, e existe amor por todos os lados. Existe amor em cada linha, em cada palavra. Inclusive, os mais loucos diriam que existe amor até nas políticas.

Cada amante ama aquilo que é amado.

E há que se respeitar infinitamente o amor.

Aqui deixo todo o meu, que durante minha vida cultivarei nos silêncios e trejeitos do cotidiano, porque é tudo que tenho para oferecer.

Deixo aqui o motivo de orgulho de uma legião de poetas que se espalham pelos sons, tintas e algumas letras para dizer, o tempo todo, que amam.

XXI

Pelas sombras
Das curvas do meu corpo
Me encostei no tronco e
Fechei os olhos

Fechei os olhos sob o sol escaldante
Da infância que finda

Sob as sombras
Das mulheres que me iluminam
Começo a anoitecer a criança
E nascer a mulher
Que vivi para ser
— Destino feminino

Sob as sombras
Da coragem
Que exige ser mulher
E de fato ser uma mulher
Emancipo-me dos conceitos
Que me embrulham no berço

Sou mulher
A pele queimada
Descama e pede calor
Sou mulher
Que é vida
Que se faz viver
Todos os dias
Por e para ser mulher

Sou mulher
Sou todas elas
Sou ninguém
Carrego no ventre
O peso da humanidade inteira
E o silêncio de quem sabe demais
Sou mulher
E todos os dias
Desejo ser mais.

XXII

Existe uma certa fragilidade na exposição, em que não é mais possível determinar o que acontecerá após me curvar à curva. Existe algo de delicado na indelicadeza dos pensamentos, quando eles me encaram nos olhos como uma visita que sabe não ser desejada. Existe bravura nos meus medos, pois só os temendo posso me tornar valente.

Não tem mistério ou serventia, eu me curvo à curva por necessidade impetuosa. Impetuosa, sim, pois na incerteza tudo é escuro e pouco palpável. Vive-se na casa do "talvez". E dessa casa eu entendo, vivi nela sem janelas por tantos anos... mas não se pode viver com apenas o lúdico do "talvez". Eu me curvo à curva para encarar o talvez e o desmanchar inteiro.

A verdade pode ser mesmo desagradável, mas é autêntica.

É o que é, sem justiça, sem ponderações, sem debate. Entre os caminhos sinuosos, sem rodopios ou rendas, curvo-me à curva, e ela curva-se a mim.

XXIII

Se aceito teus poucos

Ensino-te a pouco me querer

E há vezes em que me pergunto

Se o que meu coração recebe

É suficiente

Em relação ao quanto ele se dá.

XXIV

Ontem, antes de dormir, deixei a mente solta entre os pensamentos enosados e tão emaranhados sobre os quais não me debruço durante o dia. Havia um verso que me enrolava na voz da Cássia... "Eu sou poeta e não aprendi a amar"? E pela reverberação, tantas perguntas sem resposta ecoaram junto do verso. Como amar hoje? Onde encontro morada para transbordar sem contenção? Será que estamos com medo de pessoas que não têm medo de amar? É possível sentir culpa por sentir amor? E dormi nessa estrada com um certo desconforto no peito.

Acordei tranquila.

É como se uma grande tempestade estivesse abandonando o terreno. Paz? No rio, um dia tão turvo, já é possível enxergar meus pés e onde pisam. As folhas estão afundando. Os grãos de areia, os cascalhos sedimentando... e agora a água é clara e transparente.

Acho que estou apaixonada pela realidade. Estou descobrindo que ela é crua, sem tempero. E é justamente essa crueza que me encanta. O paladar precisa se adaptar ao seu gosto, já que ela não ousa alterar seu sabor para o agrado das línguas. E amar a crueza é viver com as miudezas, que se repetem todos os dias desde o início da vida. É ver beleza na poeira que voa ao varrer, no cheiro da roupa limpa, nas sombras que as folhas fazem sobre a mesa. E então a busca por grandezas está perdendo o sentido. Não posso exigir que a vida me dê coisa alguma senão ela mesma.

Como toda forma de amor, só se pode dar ele próprio. E sem troca, devolução, empréstimo ou qualquer outro contrato. Dá-se a vida, bem como amor, pelo prazer de viver e amar.

Esta não é uma carta dedicada ao romantismo. Sobre ele, lembro vagamente de ter lido um provérbio que dizia algo como "se quiser um poço, cave". Amor não é algo enlatado, não vem pronto. Há que escolhê-lo a todo momento, e construí-lo com a mesma periodicidade.

Sobre o amar e viver, como díade, sê. E mantém a díade em movimento, já que estagnação não é caminho.

SEGUNDA VOLTA

CANDENTE

Amor incandescente

Que queima sem acinzentar

Chamas em silêncio meu nome

E no escuro sigo a luz do teu olhar

Incendiário

Pacifista

Tu carregas meu coração

Não gosto de versos

Não gosto de rimas

Nunca fui boa em nada senão palavras

E tu me deixas sem nenhuma

É incrível como o inominável

É só o que faz sentido

10 DE JULHO

Hoje faz quatro anos de tua partida. É o único aniversário que me importa. O de dezembro é documental, esse é da carne. Comemoro sozinha, uma xícara de café e nostalgia.

Todas as pessoas que me mataram, voltaram e tentaram mais uma vez, mas dessa vez falharam. A Lua virou minha cama, as palavras, meu despertador. É bom estar viva para enfim dizer que me vivo.

Creio, e assim espero, que nunca voltarás, pois naquela noite marcamos um rompimento que deve ser mantido até o fim dos tempos.

Hoje, pela primeira vez, chorei tua morte. Ouvi a última música que cantaste e espero que estejas tão perto das estrelas quanto desejavas. Obrigada por ter me conduzido até aqui; foi por tua causa que pude [re]conhecer-me uma vez mais.

Até ano que vem.

O VELHO E O MAR

Já vai fazer aniversário de amor em vão, e tu ainda esperas que eu adivinhe teus não saberes. Tu és o grande peixe que fisguei sem perceber, e eu, pescadora frustrada, deixei-te guiar meu barco mar adentro. Não é difícil mergulhar contigo, e acho que bem sabes disso.

Nunca sei se devo anunciar com trompetes os meus gostares para te dar o mérito do conhecimento, ou pelo menos do reconhecimento de território.

Tu acaricias meus afetos como quem trança os cabelos de uma criança obediente. Eu me descabelo, penteio-me a meu gosto e me mostro um pouco mais desarrumada, mas um pouco mais real.

Não sei o que esperar saber, mas sinto que algo deveria ser dito. Esse sentimento está fechando a garganta. As palavras que saem de sílaba em sílaba, gaguejadas, são tão fracas, sem força e potência. Palavras com pontas arredondadas.

Pois fica sabendo, moço-marlim, que mais cedo ou mais tarde te entregarei todos os beijos que ainda não te dei.

CEM ANOS DE SOLIDÃO

Não faz muito tempo, fui domada por uma irremediável felicidade, um contentamento sem teto ou fundo, nem pé ou cabeça. Até temo escrever alto demais, pois quem não está banhado em ódio e desespero é considerado inimigo.

Tem dias em que chego a crer que Maurício Babilônia entrou em passinhos no meu coração e empesteou de borboletas amarelas cada um dos meus batimentos. E seguimos borboleteando da raiz da manhã à flor da madrugada, e o colorido se tornou tão desabrochado que Petúnia Garcia, que mora na rua atrás da minha, ligou perguntando o nome do remédio.

Pois já disse, é alegria sem Remédios. Passei a amar.

Faz mês que me arrumo para dançar na grama quando o sol faz visita, e canto na pia ensaboando copos ensebados. Feliz por ser e estar feliz, batendo as asas dentro de casa, batendo as asas dentro do peito.

A MEMÓRIA É UM CASULO

Criei-te um casulo na memória, exclusivo, apenas e tão somente teu. E lá tu me habitas, sem pressa. E apesar de estar perto, tu és longe, muito longe, pois vives no passado e eu sou inteira presente.

O dia em que bateste os olhos de mar, sorriste de qualquer bobagem da qual ríamos sem saber que as bobagens são as coisas mais sérias que existem. Bateste os olhos de mar procurando meus olhos tão mirrados. E em teu casulo, miro-te sempre nesse momento eterno.

Pergunto-me se tenho um casulo em ti, se borboleteio, vez ou outra, em meio aos teus afazeres tão crescidos.

A memória é um lugar que gostaria de habitar contigo.

QUAIS AS COISAS MAIS LINDAS

Eu cavei um pequeno poço no quintal da infância e lá acumulei as lembranças. O cheiro dos bolos de lama, os banhos de mangueira, a palmilha do pé sendo remendada por calos e rosetas.

Tínhamos tambores de lata que tocávamos enquanto os adultos sesteavam. Latas de achocolatado que secávamos após o banho gelado.

Criávamos mil mundos na sala, falávamos todas as línguas e todo dia inventávamos um futuro diferente.

De baixo das unhas, lascas de tangerina e sementes de acerola. As mesmas unhas que frisavam as dobras dos mil origamis. Os olhos que desejaram, sem pestanejar, amor.

Uma cabeça que custou a crescer.

Dizem que apenas o corpo cresceu, a cabeça é do mesmo tamanho do parto. É uma cabeça longe, eu diria nas nuvens…

UMA CARTA SOBRE MEDO

Entreguei-te meus afetos, como sementes. Joguei-as no fundo do útero da terra, na escuridão. Cega.

Pois que os afetos não podem criar raízes no público, aos olhos de vigília. Há que ser afetado no íntimo, nos lugares da alma sem estrada.

Tu encontraste rota até o coração, e lá fizeste morada. Construí com palavras um telhado resistente às ventanias, enfeitei com cortinas e tuas flores preferidas. Cega.

Criei um lar, enquanto tuas intenções nunca foram de ficar.

Esburaquei na pele, cavei com os dedos algum sinal de presença, mas colheste as alegrias de um amor frutífero, esmigalhaste e com a força de dois pulmões entregaste ao mundo os nossos esporos.

Há muitas sílabas em silêncio. Existem palavras inconcebíveis nas frases que nunca ousaste dizer. Creio que seja o medo de escolher.

Escolhas são mesmo perigosas, mas não escolher também o é.

Aprendi a coragem e conheci o medo.

Ensinaste-me a ter e ser cor, e tu te mostraste o mais dúbio dos educadores, pois não passas de um covarde.

Escreves tuas sentenças com irresponsabilidade e crês piamente que teus atos são belos. Não, não são.

Plantaste a flor do afeto e deixaste para o mundo a criar. Chegaste a sonhar que a tão rara flor te espinharia?

Talvez penses que a intensidade reside apenas naquilo que te agrada, apesar de ser motivo para não apreciar o perfume. Pois te enganas se assim imaginas, cada botão e espinho são criados selvagemente.

Hoje descobri que cuidei, durante todo este tempo, de um canteiro de relva. E, ironicamente, foi o mais frutífero dos canteiros. Apenas me entregaste folhagens mirradas, mas fui capaz de criar delicadezas e preciosidades pertencentes apenas às mãos que as teceram.

Traíste-me com o que mais amo, palavras. Estas são as últimas que te dedico.

AOS OSSOS ACESSÓRIOS

Eles nasceram gêmeos. Ambos com os ossos dos viajantes. Cruzaram tantos países quanto corações. Perfuraram montanhas e tombaram em rios. Navegaram lagos, banharam-se nos mares e amares. Altas marés. Baixas ondas.

Caíram, caíram muito. Caíram todas as vezes que puderam. Caíram porque era o que podiam fazer.

Concebidos aos berros, passaram a vida em silêncio. Aprenderam a caminhar ao mesmo tempo, como que por decisão tomada. Os primeiros passos foram em direção ao futuro e passado, entrelaçados pela fita do presente.

Cravaram o testemunho de que foram feitos para a coragem e ação, e jamais para as miçangas do coração. A bravura e marcos revoltos impeliram os arredores a arrancar gemidos dolorosos de quem se apoiasse neles, e assim fizeram na hora mais oportuna.

Pela dor cantaram, pela dor calarão. Pelo corte serão arrancados de suas raízes, pobres gêmeos. E a vida seguirá melhor que antes.

REPETIÇÃO ONÍRICA

Fecho os olhos e teu nome vem na ponta da língua. Teu gosto vem na ponta da língua.

Olhaste-me e disseste que o amor é a única infância que não finda, trançamos as mãos e corremos com a animosidade de dois corações incendiados pela saudade.

E tuas palmas encaixam nas minhas, e teu ombro é lar da minha cabeça que não esquece jamais. Tu és o único amar que sei.

Dei duas voltas e meia ao redor do mundo, e ainda mergulho na poça dos teus afetos.

Nos meus sonhos, quando a razão sai de cena, nos encontramos e vivemos tudo aquilo que a realidade não mais sustenta.

Quando acordo deslocada pela vida paralela, o som dos sorrisos reverbera ao redor dos ponteiros.

CARTA AO CORAÇÃO DESERTIFICADO

São os cheiros herbáceos das entranhas de plantas indesejadas no quintal de ontem que arrepiam meus ossos. Despertam meu Agreste.

São as Cactáceas espinhais que me espetam a pele. Formam as costas de montanha-russa, que sobem e descem, curvam e contorcem os trilhos para aqueles que não têm medo de altura.

São os caçadores que viram refeição que colorem os meus sonhos tão folclóricos. Corri com cães e fugi de lobos. Provei das pitangas e jabuticabas que me contaminaram com o deleite do inconcesso.

Encontrei-te vagando, sozinho, pela vastidão dos campos traiçoeiros, e o dia era tão hoje quanto poderia ser. Foste calmaria. Sentamo-nos na beira de um lago raso e esprememos um limão numa porção da água que nos engolia. Bebemos até que ela nos inundou.

PARTO

Sentei-me na grama, para que a copa tivesse escopo às lembranças.

Entreguei meu corpo aos dedos da terra e ouvi, de dentro do tronco, uma porta ranger.

As folhas tremeram, as raízes fincaram.

Soube então que era hora de partir.

RETORNO À VERDERIA

Em terra de feitiçaria, a Bruxa Verde retorna. Cada revolução marca a passagem de um tempo sem ritmo.

Movida pelo fogo da alma e o amor dos olhos, mergulhei por muito tempo para, no fundo das águas paradas, encontrar as verdades transeuntes. Ali cavei e encontrei uma negação totêmica e estrutural da minha profundidade.

Retornei ao que é raso, bati a cabeça.

Entrei em transe, com sonhos e visões desnorteadas, descobri que há toques que necrosam minhas peculiaridades tão preciosas.

Olhei no fundo dos afetos rasos e me afoguei.

CARTA AO SILÊNCIO

Tanto foi dito, tanto foi ouvido.

Não tenho nada a acrescentar, e nem nada de belo a crer.

Mostre-me os mistérios que habitam tuas órbitas, entregue-me o presente da presença.

Não quero passado. Não quero futuro.

Tenho apenas o agora.

E quero que ele seja teu.

E quero que ele seja nosso.

Quero sentir o trânsito das veias guiando os traços no papel, e que os sonhos sejam maiores de olhos abertos.

Menos que isso, o desinteresse não me interessa.

NÓS

Perdi o fio. Acabou o novelo. Emaranhou-se.

Enredei-me em tantos fiapos e cabelos, não sei mais minhas cores.

Inspiração? Expirada.

Formatos formatados, feitos para encaixar onde se encaixam, ao agrado de outras formas de tecer.

A bagunça e a manutenção da ordem me cansam igualmente, inalcançáveis.

As lãs me escorrem dos olhos nos prelúdios dos altos graus. Amarram a língua dentro da boca, fecham a garganta num laço bonito.

Minhas mãos obedecem às linhas que me conduzem a subir e descer, cortar e unir. Minhas mãos não são mais minhas, não me pertenço em nada mais.

O próximo nó a atar deve ser o que prende o corpo à cabeça ou

CARTA À PRIMAVERA

Tu és o amor que veste meu peito.

Mas o tempo, sem pressa nem calma, sempre é o certo para que se abram alguns botões.

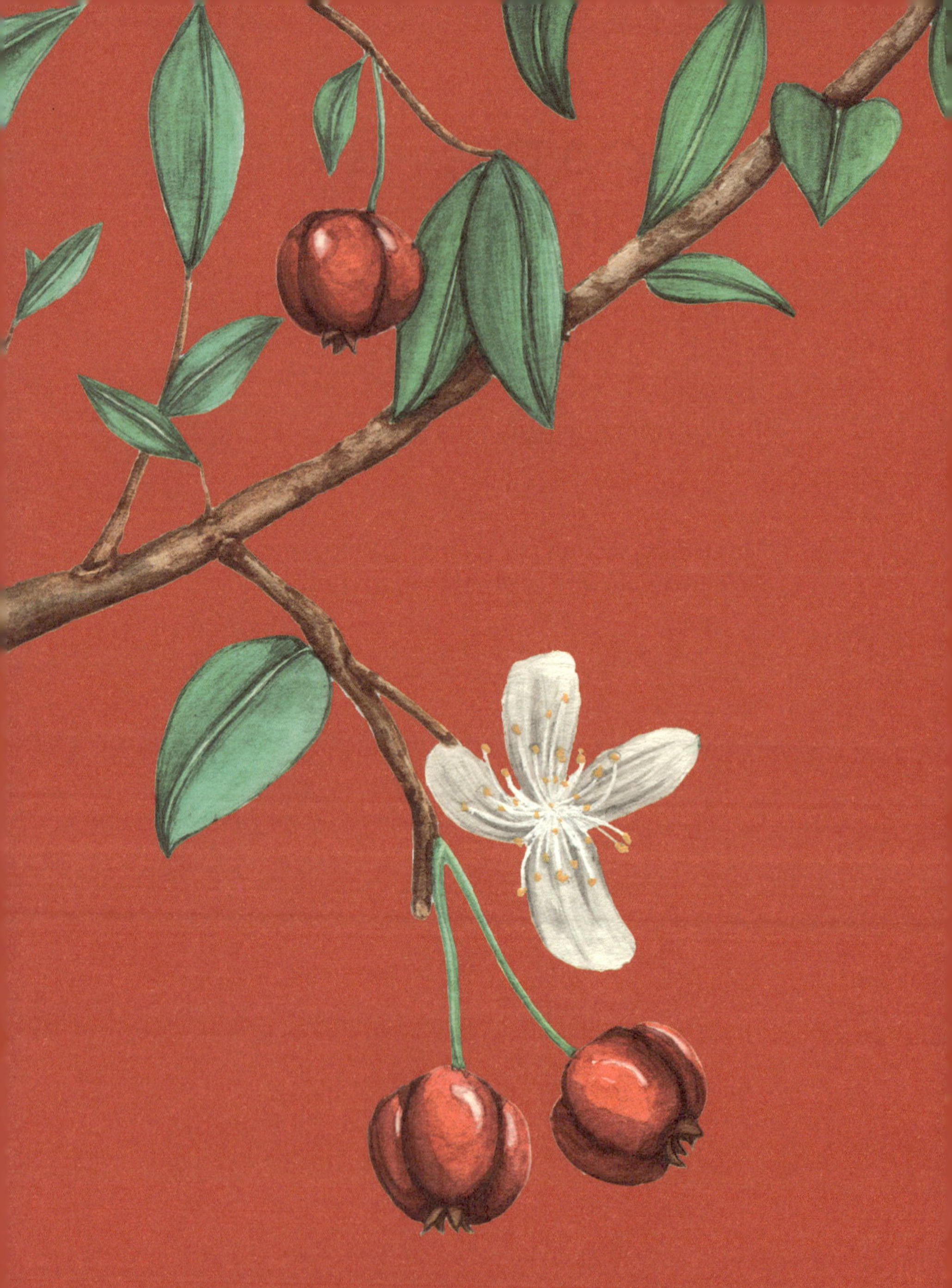

PALPITAÇÕES

PITANGA

Se é da angústia
Que seja pela angústia então
E que seja da pitangueira
Amanhecida seca e dada por morta
No outono em pino
A folha que brota.
Os dias são longos
Os ciclos não cessam
Mas é pelo princípio que se começa
E parece inútil agora
E parece sem esperança agora
E parece escasso agora, eu sei

Mas não tarda, logo provarei os primeiros frutos
Frutos hoje que sonho a doçura
Os frutos de uma vida

Um dia chegará minha primavera.

MAIO DE 2019

O sol que me seguia não negava algumas nuances do jogo, às vezes encoberto, às vezes orgulhoso.

Permanente.

Os pássaros riam em bandos enquanto batiam as asas nos sussurros iniciais de um outono que nunca chega.

Saudade.

365 saudades diferentes.

365 saudades de mim.

ANCORAGEM

Existem barcos que dispensam âncoras.

Uns porque não pretendem partir,
e outros porque não desejam ficar.

Prudente aquele que sabe diferenciá-los.

ASSOBIO

— Tu já reparaste que, de muito longe, as montanhas são a cama de quem acorda com pressa?

— É verdade, são lençóis bastante apressados, nem se esticaram antes de se levantar.

— Sabe, eu acreditei que seríamos capazes de tirar as montanhas da cama, e carregá-las no bolso da camisa, um pouco eu e um pouco tu, já que capturamos a nossa fração do mundo...

— Acho que despertamos com muita ligeireza, esse imaturo amor. Com essa imatura pressa. Mas tu mesma disseste preferir montanhas aos planaltos... E não há tempo para esticarmos as montanhas. As tuas ideias são peculiarmente absurdas, tens um mundo só teu. Admiro-te. És de uma mente fantástica, mas como estava dizendo, tens um mundo só teu...

Foi apenas um adeus. Os assobios dos pardais lembram que o outono só começa onde deve começar, não faz sentido em mais nenhuma outra época do ano.

Descemos em silêncio sacro. As folhas valsando com a brisa fria, e o céu azul da cor dos olhos que *extraño.*

As horas viradas, se atravessando entre o meio do campo. O vento caminhou sem jeito entre as árvores, anunciando, com sua canção, o ciclo que finda. Já passou.

BAGOS

Abaixe a música, o adiante está muito alto. Não escute os ruídos externos, eles falam mais sobre si do que qualquer outra coisa. Vivi poesias analfabetas. Me disseram livros em alguns segundos, e ainda não sei ao certo se foi sonho ou se foi céu.

Tomei um café com minha mãe, numa tarde quente que prometia ser de outono. Estávamos as duas mergulhadas num marasmo escaldante, de quem não vê coisa além dos próprios rostos nos cinquenta dias que se passaram. E ali permanecemos.

Eu cantarolava alguma bobagem quando uma borboleta cinza, assim meio tola, entrou pela porta com todas as pompas e me tonteou. Como se segurasse um fio invisível, rodeou minhas panturrilhas, joelhos, braços e ombros e pousou bem em frente aos meus olhos. Como se estivesse me contendo, como se dissesse "preste atenção!!!".

Ela, com seus bagos de pimenta, me viu mais que muitos bagos de jabuticaba. Olhamo-nos por segundos eternos, e ela, então, contou-me seu segredo: o que é necessário enxergar, só pode ser visto no escuro.

Minha mãe me chamou pelo nome, e fomos embora dali.

Naquela noite, tomei banho debaixo das estrelas, e ao dormir deixei a janela aberta para que a Lua se sentisse convidada a entrar. E os bagos cintilantes olharam no centro das minhas órbitas, e sorrimos.

INCÊNDIO

Uma palavra tem rodopiado meu pensar nos últimos dias. Saudade. Saudade de um passado, da presença de um futuro. Saudade daquilo que poderia se tornar, e agora não se sabe mais nem o que é.

Eu tentei me alongar em metáforas e enrolar-me em rendas de rimas, mas não é possível embelezar. Só sinto muita saudade. Saudade sem remédio, pois não deveria nem existir. Uma saudade que não tem lugar no peito.

Acendi uma vela, um pequeno fogo que pouco ilumina e nada aquece, em lembrança dos amores mornos. Olhei-me no espelho e vi a chama no centro da pupila, ardendo a visão, incendiando o mundo inteiro de dentro pra fora. Amar só ganha dimensão quando queima de dentro pra fora.

Para quem aceita atear fogo no próprio corpo, não há saída outra senão queimar-se.

LETÍCIA

É difícil falar de um sentimento que conversa melhor com o silêncio. Faz um ano que não te vejo. Faz um ano que não te ouço. Faz um ano de silêncio.

Não me sinto pertencente a esta dor, e talvez por isso tenha optado pela melancolia, a saudade de ti. Sei que estas palavras derramadas continuam fadadas ao silêncio, que talvez não encontrem seu endereço de destino, que talvez ecoem pela eternidade. Mas o céu, o mar, o fim da tarde e as estrelas de Van Gogh me lembram de ti. E agora o ventinho... todas as folhas pertencem ao vento.

É uma saudade diferente, essa sua. Porque é sua, e uma parte de mim não aceita sua falta, não quer aceitar. Talvez porque aceitar signifique tornar real.

Desde que recebi a notícia, o silêncio, a queda, o desmoronamento, o teatro, o cru e o agora, sinto o inebriante borrão do tempo sobre os cacos deste um ano. Tenho-te no coração, na alma. Esse lugar que ocupas preenche e borbulha bons sentimentos, momentos e conversas. Proporciona esperança. Desde o dia em que fostes ainda te espero em alguns lugares, penso que te vejo na rua, e quase ouço tua voz na boca de estranhas.

Obrigada por tudo, Letícia. Até logo.

PERTENCIMENTO

Nunca me disseste uma única palavra, e te amei durante todas as minhas memórias de vida. Foste colo quando te deitavas no meu. Foste amiga quando minha amizade deixou de valer algo.

Não estou pronta para conviver com tua ausência, mas sei que o preço da vida é a morte.

Pertencemos ao tempo, “meu amor”, e tempo é coisa que ainda não descobri como fazer voltar.

Dizer adeus a um amigo é dor sem adjetivo, mas é o risco que vale a pena correr quando te dou meu coração,

e tu me dás o teu.

A CONQUISTA DE UM CORAÇÃO

Caminhaste com um pé na frente do outro e joelhos apontados em direção aos meus desnudos. E o jeito que caminhas é o que samba meu coração descompassado.

É pela forma que tuas mãos me tocam, e abraçam meus dedos num momento súbito de saudade. Moldam meus ombros e entradas do rosto, meus braços e nuca. Tua obra de arte sou eu.

É teu olhar que arranca o fôlego, e está presente em todos os sonhos que tenho para uma vida. São as palavras que tua língua esculpe, monumentais e infinitas, que apresentam tantas possibilidades de existência, e muitas me agradaria provar contigo.

Tua respiração entre as frases, e o jeito que teus ouvidos degustam meus devaneios sem fim e emaranham meus emaranhados, sem pretensão de desmanche.

Meu coração descansa em teu peito.

Pois que necessitamos de um corpo inteiro e uma existência completa para conquistarmo-nos um pedaço de coração, por um pedaço de tempo.

Os olhos que não me olham. Aqueles que me veem, e não me olham. O olhar que me enxerga pela tangente dos olhos, me observa corrupto, inapropriado, silencioso. Aqueles olhos mesmos que eu tento capturar, como duas borboletas apaixonadas que dançam selvagens, camufladas. Os olhos.

As palavras que não me dizem. Falam de amores, falam das cores, falam dos futuros e dos passados. Falam de todos e de ninguém. As palavras que falam das palavras. Tento aprendê-las, pois não as apreendo, não as compreendo, como a folha de outono que cai sem explicação, apenas cai. As palavras.

O toque sorrateiro que me encosta e não me sente. Uma mão que despretensiosamente alcança a minha, transborda sem o consentimento democrático de todo o corpo e juízo, e simplesmente brinca com a minha mão. O toque.

O PRÓXIMO PLANETA

O próximo planeta terá ondas formadas pelo impacto de um amor celestial.

O futuro cumprimentará o passado, e este último fará festa ao que vem. Não será impedimento. O futuro o amansará.

Será muito leve, tão leve que se perderá no tempo.

Não terá nenhuma dúvida sobre a primavera, e o inverno não será causa de angústia.

A Lua cantará mais alto no próximo planeta, e as estrelas dançarão aos olhos de quem.

O Sol beijará as peles de bom dia, e a despedida logo se tornará olá.

Não só de festejos o próximo planeta será habitado. Haverá tristeza e haverá mortes, pois o próximo planeta é vivo. Mas a tristeza e a morte serão irmãs gêmeas do êxtase em vida, e serão celebradas como merecem ser.

O próximo planeta a me habitar será muito parecido com o planeta que orbito. Contudo, será experimentado a dois.

AFETOS

Tu és a insônia

Tu és o sonho

Tu és negação assertiva.

Escapas pelos dedos

Enquanto os teus me correm sem corar.

Nos campos de lavanda.

Nos vasos de camomila.

Nas folhas do maracujá.

Nos sons da madrugada.

E nas luzes quentes.

O CORAÇÃO QUE É TEU

Tiras-me o sono sem hesitar, deixas-me sonhando as alegorias de um futuro irreal.

É insuportável como viro lembrança apenas quando convenho.

Gostaria eu de ser selvagem e com meus pés sem solado correr pelos campos verdejantes dos teus segundos, primeiros.

Correria por teu corpo, por teu tempo. Pularíamos de hoje em hoje.

Não temas meu futuro, este pertence apenas a mim.

Se eu fosse selvagem te olharia nos lábios, sem afogar nos olhos. Embriagar-me-ia de tua pele, fumaria teus dedos.

Se eu fosse selvagem, não te negaria um beijo.

572

Avessa ao talvez e às tais vezes, ao que é incerto e ao que é certeiro.

Contrária à rotina e aos mistérios, fugitiva de qualquer negação e súbita certeza.

Nem para sempre jamais, pois o amor eterno é o que finda mais cedo, enquanto o sorrateiro faz morada no tempo.

Hoje, a certeza de um talvez me joga na estrada, em outros dias me paralisou a existência.

Aprendi que dos outros tenho apenas o presente, e o futuro é dúvida.

Sou os outros, dos outros e para os outros.

Sou dúvida e certeza, mistério solucionado, e terrivelmente ordinária.

LATINO AMERICANO

Tu és aquilo que desconheço

Aquilo que me atrai

Qualquer minuto longe de ti é desperdício demais,

É tempo demais

Tu és cada curva da estrada

Tu és a chuva que não cessa

A promessa de alívio da vastidão do verão sem fim

Tu és o motivo desmotivado

A liberdade de estar exatamente onde se está

De ir a qualquer lugar

Tu és o primeiro e último pensar

E todos entre eles

Tu és a calma

Tu és o que me tira dela

Tu és tudo o que eu achei que não encontraria no balcão de um bar.

AOS VERMES SOB MINHA LÍNGUA

Quando eu morrer, e minha língua cobrir a cama dos vermes, deixe-me morrer.

Quando meu coração não mais pulsar e minhas carnes se fundirem à terra, deixe-me morrer.

Pois quando eu não mais tiver olhos para enxergar qualquer beleza e minha pele se tornar as finas raízes dos meus capins, eu já deixei de morrer a eternidade.

Deixe-me morrer uma morte bem morrida.

Viverei nas sementes das frutas, nas entranhas dos pássaros, nas ovas dos peixes, nas águas das nuvens, e minha voz será trovão.

Permita que meu corpo retorne à vida assim que eu terminar de o usar.

ORAÇÃO AO SANTO FIM

Que as raízes sobre teu corpo te encontrem.

Que tuas entranhas virem flores.

Que teus sonhos toquem o céu.

Que o fim seja teu início,

Já que todo início corteja um fim.

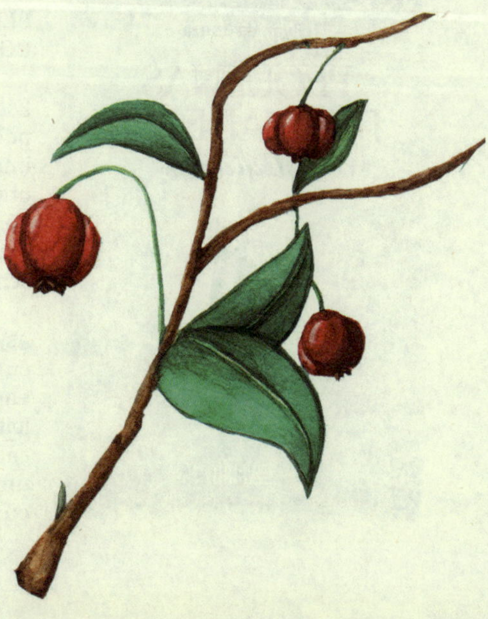

LEIA TAMBÉM, DA EDITORA INVERSO

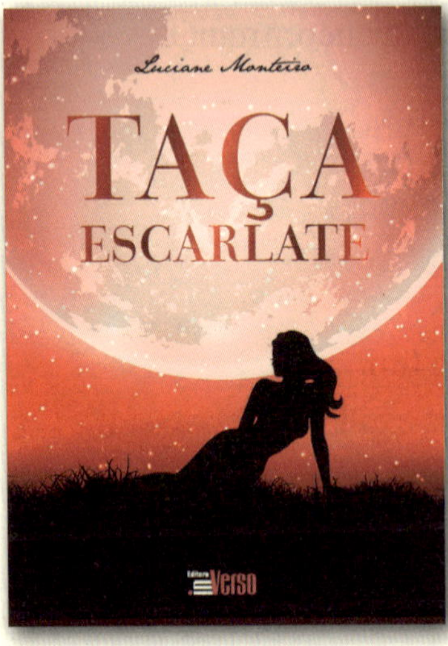

TAÇA ESCARLATE

O livro traz contos que retratam os anseios da mulher: suas buscas, batalhas e descobertas.

São almas femininas que se expõem em cada narrativa; umas desfalecem enquanto outras se libertam e alcançam sua plenitude.

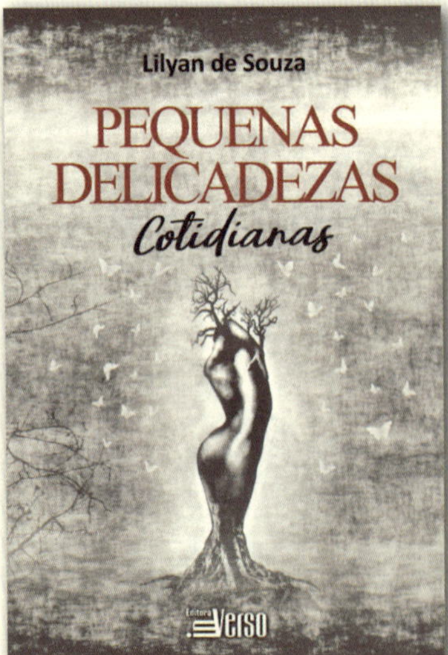

PEQUENAS DELICADEZAS COTIDIANAS

Este livro de contos traz a prosa poética moderna, carregada de imagens cotidianas, ora cômicas, ora dramáticas, mas todas repletas de sentimentos que as delicadezas diárias nos proporcionaram e nem sempre são lembradas.

As narrativas compostas por frases curtas e de impacto intimista, com enorme apelo visual, aproximam o leitor de cada imagem descrita, de cada história narrada, fazendo o leitor um cúmplice, um agente ativo de cada conto, quase um "amigo".